AF319677

SECTION DE CHIRURGIE URINAIRE

COMMUNICATION

SUR LE

TRAITEMENT

des Rétrécissements urétraux

PAR

L'ÉLECTROLYSE LINÉAIRE

par le Dr **J.-A. FORT**, de Paris

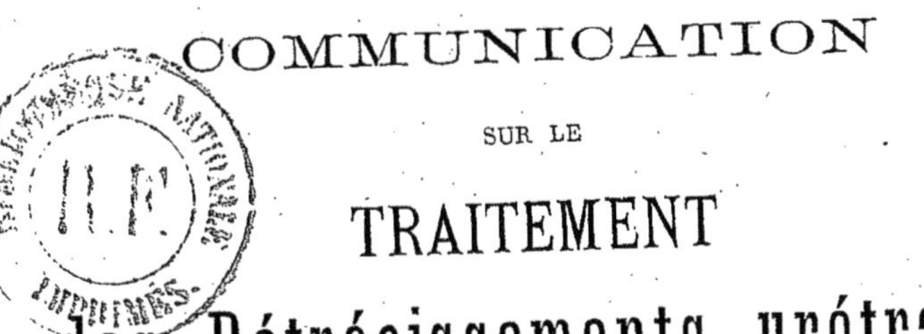

PARIS

IMPRIMERIE V. GOUPY, G. MAURIN SUCCESSEUR

74, RUE DE RENNES, 74

—

1900

Communication du **Dr J.-A. FORT** (de Paris)

Du Traitement des Rétrécissements urétraux par l'Électrolyse linéaire

Il y a dix-sept ans que je fis construire par M. Dubois un instrument au moyen duquel je traite les divers rétrécissements, les uréthraux et les œsophagiens principalement, par l'*électrolyse linéaire*.

Dans cette communication je ne réfuterai pas les critiques dont mes opérations d'électrolyse linéaire ont été l'objet et je laisserai de côté la question théorique, me cantonnant uniquement sur le terrain chirurgical, sur le terrain pratique.

A mon retour d'Amérique, le baron H. Larrey et le Pr Richet eurent la bienveillance de présenter à l'Académie de médecine, en mon nom, deux mémoires sur un *nouveau procédé pour guérir les rétrécissements de l'urètre, rapidement et sans danger*. Ces deux mémoires furent présentés à quelques mois de distance.

Le Pr Richet ne voulut pas faire la présentation sans s'être rendu compte de l'exactitude des faits annoncés, et, après plusieurs entrevues et plusieurs expériences, il me chargea d'opérer deux hommes de son service chirurgical de l'Hôtel-Dieu, gravement malades de rétrécissement urétral. Le résultat atteint fut tel, que le professeur s'empressa de présenter mon mémoire avec des paroles élogieuses.

Ces mémoires, dont les conclusions étaient basées sur un grand nombre d'observations, se terminaient par ces conclusions :

1° *L'électrolyse linéaire n'est pas douloureuse ;*

2° *Elle est rapide ;*

3° *Elle ne s'accompagne pas d'écoulement sanguin :*

4° *Elle ne nécessite pas de séjour au lit ;*

5° *Elle ne réclame pas de sonde à demeure :*

6° *Il n'y a jamais d'accidents consécutifs :*

7° *La récidive est rare.*

Douze années se sont écoulées depuis la présentation de ces deux mémoires. Les observations sur lesquelles étaient basées ces conclusions n'avaient pas été prises avec toute la rigueur désirable, mais depuis douze ans, je les recueille toutes avec le plus grand soin. J'apporte ici, à l'appui de ma communication, un faisceau respectable de 140 observations les plus récentes. J'aurais pu en fournir un plus grand nombre, mais j'ai pensé qu'il était inutile de grossir ce faisceau outre mesure, le nombre de 140 étant bien suffisant pour corroborer les premières conclusions.

Elles n'ont pas varié ; je suis à même de le prouver.

J'en ajouterai cependant une nouvelle :

8° *Pour électrolyser un rétrécissement urétral un faible courant de dix milliampères est suffisant.*

Je reprends les conclusions de mes premiers mémoires :

1° *L'électrolyse linéaire n'est pas douloureuse.*

En général il en est ainsi, et la plupart des malades n'accusent qu'une piqûre. Quelques-uns ne ressentent absolument rien. Le plus grand nombre accuse une sensation de picotement à l'aine où est placée l'électrode positive, à l'urètre où se trouve l'électrode négative, ou bien dans ces deux points à la fois. Ils comparent la légère douleur de l'urètre à une pesanteur, celle de l'aine à une application de sinapisme.

Je dois dire que dans des cas très rares, la douleur urétrale est assez intense, mais ces cas sont exceptionnels.

On peut constater, en lisant les observations, qu'il est dit, dans la plupart, que la douleur a été nulle, insignifiante ou très légère.

Il est impossible de prévoir si, sur un sujet donné, l'opération sera ou non sentie.

2° *L'électrolyse linéaire est rapide.*

Autrefois, mes opérations d'*électrolyse linéaire* duraient deux, trois et quatre minutes. Je ne m'explique pas comment, aujour-d'hui, avec les mêmes appareils, l'opération se fait en une fraction de minute (vingt à trente secondes, en moyenne). Cela est-il dû à ce que je croyais autrefois qu'il fallait un temps plus ou moins considérable pour détruire linéairement le rétrécissement, laissant séjourner l'instrument inutilement au point d'arrêt? Est-ce simple-ment le résultat de la grande habitude que j'ai de cette opération? Est-ce dû aux modifications que j'ai fait subir à mes électroly-seurs? Je ne puis me l'expliquer. Toujours est-il que l'opération est, en général, très rapide.

Il résulte de mon expérience de l'électrolyse linéaire qu'il y a moins de rétrécissements durs qu'on ne le croit généralement, et il m'est arrivé fréquemment d'avoir une série de vingt rétrécisse-ments tendres, sans en rencontrer un seul dur.

Sur les 140 observations dont je fournis ici le résumé, il y a 66 opérations d'électrolyse linéaire ayant duré trente secondes ou moins de trente secondes, 69 ayant duré de 30 à 60 secondes. Donc 135 fois sur 140, l'opération n'a pas duré plus d'une minute.

Voici des faits qui prouvent la rapidité de l'opération :

Observation. — Le vendredi 8 juin 1900, le Dr E. Denis, chirurgien en chef de l'Hôpital civil d'Alger, me demande à voir le manuel opératoire de l'élec-trolyse linéaire.

Ce jour-là, précisément, je devais opérer un malade de Brienne-le-Château, homme de haute taille, fort bien portant d'ailleurs, âgé de 34 ans et malade depuis une douzaine d'années.

Je l'examinai avec M. Denis, et nous constatâmes qu'il existait deux rétrécisse-ments successifs à 16 et à 17 centimètres du méat urinaire. L'explorateur n° 7 ne put franchir le deuxième rétrécissement dans lequel il me fut seulement pos-sible de passer une bougie filiforme. Du reste, il n'y avait pas de complications, et le rétrécissement était des plus simples. La miction avait lieu 4 fois par jour, et le malade ne se levait pas la nuit. Le liquide excrété était clair et ne présen-tait pas d'altération.

Après avoir fait un lavage antiseptique, je procédai à l'électrolyse avec l'aide du Dr Denis, au moyen d'un électrolyseur à double lame. Le galvanomètre marqua 12 milliampères, et la durée de l'opération fut exactement de 20 secondes. Le malade raconta qu'il n'avait éprouvé aucune douleur. Il y eut une tache de sang sur le linge. Je fis une injection vésicale antiseptique, après avoir passé la bou-gie n° 22. L'opéré rendit l'injection avec un gros jet.

Je renouvelai le lavage et le passage de la bougie le lendemain 9 juin, ainsi que le 11 juin, puis le malade est parti avec la recommandation expresse de passer la bougie n° 22 tous les 15 jours.

Observation. — Le 13 mai 1892, le Dr Raimondi, m'adresse Regard, demeurant à Paris, rue de la Goutte d'Or.

Agé de 53 ans, le malade est atteint de rétrécissement depuis une dizaine d'années.

Depuis environ 6 mois, la miction était difficile, fréquente, et le jet de l'urine était filiforme. Parfois, ce liquide sortait goutte à goutte. Le malade urinait toutes les heures, et ne pouvait se retenir, tant le besoin était impérieux.

La santé générale est bonne. Je constate qu'il s'agit ici d'un rétrécissement très serré, mais sans complication.

Examen. Le pénis était légèrement tiré, les explorateurs à boule sont arrêtés à 17 centimètres du méat urinaire. Un explorateur dont la boule correspond au n° 6 de la filière Charrière passe seule et permet de constater la présence de deux rétrécissements, d'égal diamètre, séparés l'un de l'autre par un intervalle de 5 millimètres environ. *Le diamètre de ces deux rétrécissements est d'un millimètre et demi environ.*

Le 17 mai, à l'hôpital du Midi, en présence de MM. Raimondi et Charles Mauriac, je place l'électrolyseur sur le point rétréci et je fais manœuvrer la pile. 10 éléments de la pile de Gaiffe fournissent 35 milliampères. En quinze secondes, l'instrument pénètre dans la vessie, après avoir franchi les rétrécissements.

Le malade n'a éprouvé aucune douleur et il ne s'est pas écoulé une seule goutte de sang.

Une grosse bougie a pu pénétrer dans la vessie, et le malade a expulsé avec un gros jet l'eau boriquée qui y avait été introduite pour faire l'asepsie.

On le prit le samedi 28 mai, pour être soumis à un nouvel examen.

Au jour fixé, il revient, et me dit qu'il se considère comme radicalement guéri, qu'il n'éprouve rien d'anormal, qu'il n'a jamais aussi bien uriné et que les mictions se répètent seulement 3 ou 4 fois par jour.

M. Mauriac, pratique lui-même le cathétérisme, et il introduit avec la plus grande facilité, une bougie n° 26. Le succès est donc complet. Le malade raconte qu'il n'a nullement souffert depuis l'opération et qu'il n'a pas cessé de vaquer à ses occupations.

Observation. — M. X..., 31 ans, architecte, habitant le département de l'Aude, m'est adressé, en février 1893, par le Dr Pitorre, de Carcassonne.

Symptômes de rétrécissement depuis neuf ans. Dilatation en 1891, mais on n'a jamais pu dépasser le n° 13. Cystite en 1888.

A l'examen, je constate la présence de deux rétrécissements ayant chacun 2 millimètres de diamètre. Le premier est situé à 15 centimètres du méat urinaire. et le second à 16 centimètres. Les mictions, peu fréquentes, ont lieu six fois le jour et deux fois la nuit; urines claires. Goutte militaire.

L'électrolyse a lieu le 10 février. 8 éléments de la pile de Gaiffe fournissent *20 milliampères*. Les rétrécissements sont franchis en *40 secondes*. J'introduis avec facilité la bougie n° 22. Il ne s'est pas écoulé une seule goutte de sang.

Le 15, bougie 26. Le malade est complètement guéri le 16 février.

Observation. — Le 20 octobre 1893, le Dr Hervouet me fait appeler le soir auprès d'un malade atteint de rétention d'urine depuis trois jours. Il y a un rétrécissement infranchissable ; aucune bougie, aucune sonde ne peut pénétrer. On lui a fait la ponction de la vessie le matin, et on a retiré un litre d'urine.

A l'examen de l'urètre, je constate la présence de deux rétrécissements : le premier est situé à 17 centimètres du méat urinaire, le second à 19 centimètres. Chacun de ces rétrécissements est tellement étroit que la plus petite boule exploratrice ne peut les traverser.

Le lendemain matin, après quatorze heures de séjour d'une sonde filiforme, je trouve la vessie vide et je retire la sonde.

L'opération de l'électrolyse linéaire a lieu le 21 octobre.

Dix éléments de la pile de Gaiffe me donnent *20 milliampères* ; l'opération dure *15 secondes*.

Le malade n'a ressenti aucune douleur, il n'a pas saigné, et il n'a pas eu de fièvre à la suite de l'opération. La guérison se maintient parfaitement.

Observation. — Le 15 février 1893, de M... se présente dans mon cabinet. Il est malade depuis plus de quinze ans.

Rétention d'urine complète, au mois de septembre 1892.

Mictions fréquentes ; l'urine sort par un jet filiforme et parfois goutte à goutte ; odeur ammoniacale très forte ; elle est trouble, purulente.

Je constate la présence de trois rétrécissements : le premier, de 3 millimètres de diamètre, est situé à 5 centimètres en arrière du méat urinaire ; le deuxième, situé à 9 centimètres de profondeur, laisse passer avec peine la boule de l'explorateur n° 6 ; quant au troisième, il est tellement étroit que la plus petite boule ne peut le franchir ; il est très profond, à 20 centimètres 1/2.

J'opère avec 8 éléments de la pile de Gaiffe qui me fournissent 14 milliampères ; l'opération n'a pas duré plus de dix-huit secondes pour les trois rétrécissements.

Douleur insignifiante, pas de sang, introduction de la bougie n° 18, lavage à l'eau boriquée.

Le lendemain de l'opération, je vois de nouveau mon malade, mais uniquement pour constater qu'il se porte parfaitement et qu'il pourra partir deux jours après.

L'opération *l'électrolyse linéaire* ne produit pas une cicatrice dure ; celle-ci est parfaitement dilatable comme on peut s'en assurer en parcourant les 140 observations que je cite.

3° *L'électrolyse linéaire ne s'accompagne pas d'écoulement sanguin*.

D'après les observations que je cite, on peut remarquer que, une fois sur quatre ou cinq, l'opération a lieu sans une goutte de sang, *à blanc*. En général, voici ce qui se passe sous le rapport de l'écoulement sanguin.

Au moment de l'opération, on voit une goutte de sang perler au méat. Quand ou prie le malade de rendre l'injection antisetique, généralement employée après l'opération, il s'écoule une ou deux gouttes de sang au commencement et à la fin de la miction.

Puis, pendant 24 heures, après chaque miction, il s'écoule deux ou trois gouttes de sang.

Quelques malades ont des rétrécissements qui saignent facilement. Il arrive rarement qu'ils ont une petite hémorragie de quelques grammes de sang. J'ai vu deux cas où l'hémorragie a été assez considérable et pourrait être attribuée à la bougie introduite après l'opération.

Mais, en général, je le répète, il n'y a pas d'écoulement sanguin, et les choses se passent comme dans le cas suivant.

Observation. — Le 18 juin dernier, le colonel X... se présente avec une lettre du Dr David, médecin-major du 43e, «certain, dit-il, que votre procédé joint à l'innocuité la rapidité, je vous adresse le colonel X..., qui n'a que peu de jours à passer à Paris et qui doit partir prochainement pour les manœuvres ».

Le colonel a une cinquantaine d'années. Il porte des rétrécissements depuis près de vingt ans. Mictions pénibles, fréquentes, jet très fin, l'urine sort quelquefois goutte à goutte. Il existe deux rétrécissements, à 16 et 17 centimètres du méat, qui ne peuvent pas être franchis avec l'explorateur n° 7. L'opération d'électrolyse linéaire a lieu le jour même.

Avec un courant de *10 milliampères*, je franchis les deux rétrécissements en *12 secondes* et passe la bougie n° 23. La douleur est nulle, il n'y a pas une seule goutte de sang.

Le surlendemain, le malade part pour le département des Basses-Alpes.

Observation. — O..., officier, 40 ans, a subi l'opération de l'électrolyse linéaire le 15 novembre 1891, en présence du D^r Le Baron.

J'ai exploré l'urètre de O... le 13 novembre; je l'ai électrolysé deux jours après.

Rétrécissements très étroits, mictions très fréquentes, pas d'autres complications. Au régiment, on lui avait conseillé de ne faire aucun traitement, sa maladie étant considérée comme incurable.

Je constate, au moyen des boules exploratrices, la présence de trois rétrécissements : le premier, de 3 millimètres de diamètre, est situé à 1 centimètre du méat urinaire ; le deuxième, à 7 centimètres, présente un diamètre de 3 millimètres ; à 14 centimètres et demi on en trouve un troisième ayant 1 millimètre de diamètre.

Le 15 novembre, avec l'aide du D^r Le Baron, me servant de la pile de Gaiffe, je prends 14 éléments, j'obtiens 10 milliampères, et je traverse les trois rétrécissements en 18 secondes,

Ni douleur, ni sang. Introduction facile de la bougie n° 20. Asepsie de la vessie et de l'urètre avec l'eau boriquée à saturation. Liquide du lavage rendu à plein jet par le malade, rempli de joie.

La guérison se maintient après neuf ans.

4° *L'électrolyse linéaire ne nécessite pas de séjour au lit.*

Je n'ai jamais imposé au malade le séjour au lit à moins de cas exceptionnels. Il m'est arrivé de maintenir au lit le jour de l'opération quelques sujets pusillanimes qui ont exigé d'être chloroformés. En général, je prie le malade de rester chez lui pendant le jour de l'opération. Mais je lui permets de sortir le lendemain.

L'exemple suivant est une preuve de l'innocuité de l'opération. Il prouve aussi qu'il n'est pas nécessaire de tenir le malade au lit.

Observation. — Le Dr H..., rédacteur dans un grand journal de Paris, 40 ans, est rétréci depuis 1879. Il urine depuis plusieurs mois goutte à goutte, en faisant des efforts inouïs.

Les envies d'uriner sont très fréquentes.

Du reste, il n'y a pas de complications. L'urine est claire, il n'y a ni fistules, ni abcès.

Après trois quarts d'heure de patience, après avoir employé les bougies les plus variées comme forme et comme dimension, j'ai fini par faire pénétrer une bougie filiforme très petite, un vrai fil, le n° 1 de la filière Charrière qu'il a conservée pendant vingt-quatre heures. Au bout de ce temps, je l'ai remplacée sans aucune difficulté par une bougie n° 4.

Vingt-quatre heures plus tard, le 30 avril 1890, à quatre heures, j'ai fait l'opération.

En moins de deux minutes, tous les rétrécissements ont été opérés.

J'ai retiré l'instrument avec lenteur ; ce mouvement de retrait a duré trente secondes ; d'où il résulte que l'opération totale a duré deux minutes et demie.

Immédiatement après, j'ai pu introduire une bougie n° 20, et le malade a uriné à plein canal avec une émotion indescriptible.

Une heure après l'opération, H..., pour les besoins de sa profession, est monté à cheval et a couru toute la nuit à travers Paris sans prendre le temps de dîner. Le lendemain 1er mai, il courait, tantôt à cheval, tantôt en voiture, à tous les coins de la capitale pour rendre compte de la manifestation avortée : suprême imprudence ! Il n'a éprouvé aucun inconvénient de cette fatigue excessive.

5° *L'électrolyse linéaire ne réclame pas de sonde à demeure.*

Jamais je n'ai employé la sonde à demeure, je n'insisterai donc pas sur ce point.

6° *Il n'y a jamais d'accidents consécutifs.*

Ainsi qu'on peut s'en rendre compte, 7 malades sur mes 140 opérés ont eu un accès de fièvre urineuse. Elle se manifeste, dans les cas où elle survient, le soir même du jour de l'opération, après la miction. Mais dans quelques cas je l'ai observé seulement le lendemain et parfois le surlendemain.

Mais cet accès est généralement unique et je n'en ai jamais vu qui pût inspirer de l'inquiétude.

Je n'ai jamais observé de ces accidents locaux graves dont parlent les auteurs, je n'ai j'amais vu un cas d'infiltration d'urine, de phlegmon du pénis, etc. Ces accidents ne peuvent se produire que dans les cas d'opérations mal conduites, où l'on a employé un courant très intense pendant une très longue durée. Cependant, je dois dire que depuis que je pratique l'électrolyse linéaire j'ai observé deux cas malheureux, non imputables à l'opération.

Le premier cas s'est produit sur un homme d'une quarantaine d'années, qui eut un accès de fièvre urineuse dans la soirée. Je ne fut pas appelé, mais un élève en pharmacie, parent du malade, qui passa la nuit auprès de lui, lui administra à plusieurs reprises des doses de sulfate de quinine qui peuvent être évaluées à 5 grammes. Le malade, pris *d'anurie complète*, succomba le surlendemain de l'opération. J'ai attribué cet accident à l'intoxication quinique.

Dans le second cas, le malade, âgé de 42 ans, fut pris le lendemain matin d'un attaque de congestion cérébrale, au moment ou il venait d'uriner abondamment. Il tomba avec perte de connaissance. Il resta pendant 24 heures dans un état demi-comateux et succomba sans avoir repris connaissance.

Si on admet que l'électrolyse linéaire ne détermine pas d'accidents, on doit en conclure que cette opération est véritablement inoffensive. Les deux observations suivantes, le prouvent.

Observation. — M. X..., comptable, se présente à mon cabinet de consultation le 23 juillet 1898, pour être opéré d'un rétrécissement.

La cause de son rétrécissement date de loin. Il y a 28 ans environ que les premiers symptômes de rétrécissement se manifestèrent. Ils augmentèrent graduellement, et quelques années plus tard, il fut obligé de recourir à l'usage des sondes. Puis il négligea le cathétérisme et vécut tant bien que mal jusqu'à ce jour. Aujourd'hui le besoin d'uriner se montre si fréquemment et l'urine s ecoule avec tant de difficulté que le malade est forcé d'avoir recours à la chirurgie.

L'opération est résolue séance tenante. Avec beaucoup de difficulté je parviens à faire pénétrer la portion conductrice de l'électrolyseur. L'instrument franchit les deux rétrécissements en quelques secondes.

Aussitôt après, introduction de la bougie n° 24 de la filière Charrière ; le malade urine à plein jet, avec une joie non dissimulée, l'injection antiseptique que je pousse dans sa vessie.

L'opération a été faite à blanc, sans une goutte de sang. Le malade n'a ressenti qu'un léger picotement. Le mardi 26 juillet, il a pu partir pour Auxerre.

Observation — Le 16 juillet 1898 j'ai opéré un confrère qui rédigea lui-même cette observation :

« Je suis âgé de 41 ans ; j'ai eu une première urétrite en 1877 et une deuxième en 1881. Vers 1885, je commençai à m'apercevoir que le jet de mon urine était moins fort, mais comme je n'en étais nullement incommodé, je ne suivis aucun traitement.

« Le jet diminuait progressivement, lorsque, en 1886, je fus pris, à la suite d'une longue course à cheval, d'une rétention complète d'urine ; à partir de ce moment la miction devenait de plus en plus pénible et difficile.

« Chaque fois que je montai à cheval (et j'étais obligé de le faire souvent), j'éprouvais de vives douleurs.

« Enfin, au mois de mai dernier, je fus atteint d'une nouvelle rétention d'urine ; c'est alors que je me décidai à venir vous trouver et à avoir recours à votre méthode.

« Arrivé à Paris le 15 juillet, j'étais opéré le 16. Vous avez trouvé trois rétrécissements : le premier, à un centimètre environ du méat, le deuxième à 10 centimètres, beaucoup plus étroit, et enfin un troisième, encore plus étroit, à 17 centimètres.

« Le dernier n'admettait qu'une bougie filiforme.

« L'opération a été faite immédiatement après l'examen.

« Elle a duré quelques secondes pour les trois rétrécissements. La douleur a été insignifiante ; il y a eu quelques gouttes de sang. Immédiatement, le canal admet une sonde n° 22.

« Je n'ai ressenti aucun mouvement fébrile. Je pouvais me rendre chez moi comme si je ne venais de subir aucune opération, et le lendemain je pouvais circuler et faire des courses dans Paris.

« Je tiens à vous déclarer que, malgré les observations que j'avais lues, dans votre *Revue chirurgicale*, je ne croyais pas à un tel résultat. Comme je vous le disais après l'opération, c'est réellement merveilleux, et je n'hésiterai jamais à vous envoyer des rétrécis toutes les fois que j'en aurai l'occasion.

« Je vous autorise et vous prie même de publier mon observation ; elle servira peut-être à convaincre quelque confrère incrédule et à éviter à des malades les horreurs de l'urétrotomie interne ou externe.

« Je vous renouvelle l'expression de toute ma reconnaissance et vous prie de me croire

« Votre dévoué, « Dr BONAFÉ,

« Médecin de colonisation à El Miliah (Algérie). »

7º *La récidive est rare.*

Dans les observations que je présente et qui sont prises à la suite les unes des autres comme elles se sont présentées, nous trouvons 27 récidives, c'est-à-dire 5 1/2 pour 100. Comme on a l'habitude de comparer l'électrolyse linéaire à l'urétrotomie interne, je fais remarquer que les récidives me paraissent plus fréquentes après l'urétrotomie, ce qui s'explique, d'ailleurs, par la nature de la plaie produite par un instrument tranchant, ensuite par le peu de hauteur des lames généralement employées. Après l'urétrotomie on passe une sonde nº 16 ou 18 tout au plus. Après l'électrolyse on passe le nº 22, le nº 23 ou le 24 et même plus.

Du reste, il faut bien reconnaître que les bases manquent pour établir une statistique comparative.

Je pourrais citer l'observation d'un grand nombre de malades guéris depuis une dizaine d'années, je me contenterai d'en fournir un petit nombre.

Observation. — Le Dᴿ Rioms m'adresse, vers le milieu du mois de mars 1890 M. de M..., atteint de rétrécissement.

Le malade présente trois rétrécissements sans complications. La santé générale est bonne. Le premier rétrécissement, de 3 millimètres de diamètre, est situé à une profondeur de 17 centimètres. Le deuxième, de même diamètre, est situé à 5 ou 6 millimètres plus profondément. Le troisième, qui a à peine 1 millimètre de diamètre, siège à 20 centimètres. Le malade urine avec grande difficulté, souvent goutte à goutte. La miction exige des efforts inouïs.

Je pratique l'électrolyse linéaire le 29 mars. Douze éléments d'une pile à courant continu me donnent vingt milliampères.

L'opération dure trois minutes.

Le rétrécissement de ce malade saignait fréquemment; j'ai eu quelques gouttes de sang pendant l'opération.

Il partait, trois jours après, complètement guéri, et la guérison ne s'est pas démentie un seul instant pendant plus de dix ans.

Observation. — Un jeune homme de 26 ans, L..., de l'Opéra, me fut adressé par les Dʳˢ Simon et Compagnon, pour être traité d'un rétrécissement, en avril 1891.

Il urinait fort mal, quelquefois goutte à goutte, et très fréquemment, le jour comme la nuit. L'urine n'était pas altérée.

Il y avait trois rétrécissements : l'un de 3 millimètres de diamètre, à 8 centimètres du méat urinaire; le deuxième, de 2 millimètres de diamètre, à 14 centimètres du méat, et le troisième, presque infranchissable, à 17 centimètres environ. Je parviens avec beaucoup de difficulté à introduire une fine bougie n° 3 de la filière Charrière.

L'opération, eut lieu en présence de M. Mousson, médecin principal de la marine et de M. Lorette.

Pas la plus légère douleur. Il y a eu deux ou trois taches de sang, ce qui n'a rien d'étonnant dans ce cas, attendu que l'urètre de L... saignait toutes les fois qu'on y introduisait une sonde.

Une bougie n° 23 passe avec facilité.

Le jour même de l'opération, le jeune artiste a gardé la chambre, et il a pris ses repas comme à l'état de santé. Il n'a uriné que deux fois dans la journée.

La nuit suivante, il n'a uriné qu'une fois. Le lendemain, il s'est levé comme à l'état de santé ; il est sorti, et, le soir, il a repris ses fonctions à l'orchestre de l'Opéra.

Il n'a pas eu la moindre fièvre.

Depuis l'opération, la guérison se maintient parfaitement, quoique le malade n'ait été sondé que trois ou quatre fois.

Observation. — G. Martin, 27 ans, a contracté une urétrite à l'âge de 20 ans.

On constatait la présence d'un grand nombre de rétrécissements, une dizaine environ, échelonnés le long de l'urètre. Le dernier, qui siégeait au collet du bulbe, ne laissait passer aucun explorateur. Une bougie filiforme seule le traversait.

Il y avait un écoulement muco-purulent assez abondant. Les mictions étaient fréquentes, mais les urines, examinées avec soin, présentaient une composition normale.

M Martin fut opéré le 13 octobre 1888. Le malade a ressenti un léger picotement, et il ne s'est pas écoulé une goutte de sang. L'opération a eu lieu à blanc, comme cela arrive dans la majorité des cas.

Voici le point remarquable de cette observation. Le malade n'a jamais été sondé, et aujourd'hui, douze ans après l'opération, il urine aussi librement que s'il n'avait jamais été malade.

Observation. — Le 4 novembre 1891, mon excellent confrère, le Dr Augier, de Carpentras (Vaucluse), m'adresse un malade qui urine goutte à goutte.

Il est âgé de 30 ans, environ, et jouit d'une excellente constitution.

Les mictions, fréquentes, se renouvellent huit ou neuf fois environ pendant le jour et trois fois la nuit. Elles sont douloureuses et nécessitent ordinairement de violents efforts.

Il reste un rétrécissement à une profondeur de quatorze centimètres, tellement étroit que l'extrémité de l'électrolyseur ne peut pénétrer.

J'ai placé une bougie filiforme que je laisse à demeure depuis le 4 novembre, à cinq heures du soir, jusqu'au 5, à 9 heures du matin.

Le lendemain, je procède à l'opération de l'électrolyse linéaire.

Douze éléments de la pile de Gaiffe donnent 25 milliampères, et, au bout de *quarante secondes*, l'électrolyseur traverse le point rétréci et peut être retiré aussitôt. Pas de sang ; un certain degré de cuisson dans la partie profonde du canal. J'introduis une bougie n° 24 sans aucune difficulté. Je fais l'asepsie de l'urètre au moyen de l'eau boriquée.

Il n'y a pas eu l'ombre de fièvre.

Aujourd'hui, neuf ans après l'opération, la guérison se maintient parfaitement.

8° *Un faible courant de dix milliampères suffit.*

Il est naturel de penser que la destruction du tissu du rétrécissement est en raison directe de la densité du courant employé et du temps pendant lequel l'instrument électrolyseur reste en contact avec le rétrécissement. Sous ce rapport, mes observations sont très nettes. Je n'emploie que dix milliampères constatées au galvanomètre apériodique, et l'opération ne dure en moyenne que de 20 à 30 secondes, ce qui me permet d'introduire une bougie n° 22 séance tenante.

A l'appui de cette affirmation, je citerai une observation recueillie avec le plus grand soin.

Observation. — Le 24 juin dernier, je reçois un malade avec une lettre du Dr Jouve, de Gisors, qui me disait : « Je voulus me rendre compte de la perméabilité de l'urètre et constatai l'existence d'un rétrécissement infranchissable. Après deux cathétérismes sans résultat ; j'ai conseillé à M. Ch... de s'adresser à vous. »

En effet, le plus petit explorateur ne peut traverser le point rétréci et je place une bougie filiforme à demeure.

Le lendemain matin, 25 juin, après avoir enlevé la bougie, je reconnais deux rétrécissements, à 16 et à 17 centimètres du méat. Je fais l'électrolyse linéaire. Mon galvanomètre marque seulement 8 milliampères. Les rétrécissements sont vaincus en 18 secondes. Aussitôt après, je passe avec facilité la bougie n° 24.

Le rétrécissement existait depuis vingt-neuf ans ! Le malade urinait d'heure en heure, nuit et jour, depuis un grand nombre d'années. Après l'opération, j'ai retiré de la vessie plus d'un litre d'une urine purulente à odeur ammoniacale. Le malade est parti guéri deux jours après l'opération.

Le 26 et le 27, passage de la bougie n° 26. — Lavage antiseptique de la vessie. Le malade peut partir.

Que faut-il donc penser de ces expériences et opérations citées maintes fois, dans lesquelles on a employé jusqu'à cinquante milliampères pendant quinze minutes ? Avec un tel courant et ce laps de temps, il n'est pas étonnant qu'on observe des accidents graves, comme la perforation de l'urètre, etc.

Il résulte de la lecture des observations que je présente, que certains rétrécissements opérés par l'électrolyse linéaire restent guéris, pour ainsi dire, indéfiniment. Je ne voudrais pas dire qu'il en est de même dans tous les cas. Au contraire, certains rétrécissements récidivent assez promptement. On peut admettre, selon moi, que les rétrécissements, opérés par l'électrolyse linéaire, lorsque le malade n'a pas recours à un cathétérisme régulier, récidivent après quatre ou cinq ans.

Quant à ces rétrécissements qu'on a dit récidiver à bref délai, ce sont des cas d'opérations mal dirigées dans lesquels la lame de l'électrolyseur a franchi ce rétrécissement, sous l'influence d'une trop forte pression, sans qu'il y ait eu opération véritable.

Voici un exemple de récidive chez un malade qui ne s'est pas sondé.

Observation. — Le 23 juin 1891, le Dr Pillon, m'adresse un garçon de café âgé de 51 ans, habitant Neuilly.

Depuis longtemps, le malade urinait mal, le jet était fin et tombait à ses pieds. Depuis plusieurs mois, il y avait de l'*incontinence*. Le 22 juin, il fut pris de rétention complète d'urine. Jusque-là, mictions fréquentes. Il n'y a aucune complication. Il existe un seul rétrécissement, situé à 15 centimètres du méat urinaire, presque infranchissable.

Opération. — Je prends 13 éléments de la pile, qui me fournissent 30 milliampères. L'opération ne dure que 28 secondes, et je passe immédiatement une bougie n° 22.

Le malade n'a pas ressenti la plus légère douleur, et il ne s'est pas écoulé une seule goutte de sang.

Il a travaillé le lendemain et les jours suivants, délivré complètement des malaises qu'il éprouvait et des envies fréquentes d'uriner.

Le malade ne s'est pas sondé et la récidive a eu lieu au bout de six ans.

Résumé de cent quarante observations.

1. — Capitaine X..., de Mézières. Trois rétrécissements à 15, 16, 17 centimètres de profondeur, admettant l'explorateur n° 7.

Électrolysé le 24 janvier 1899 ; courant 12 milliampères; durée 35 secondes ; un peu de sang, douleur légère ; bougie n° 22. Parti le 26 janvier.

2. — Lieutenant X..., de Reims. Sept rétrécissements à 1, 5, 10, 15, 16, 20 et 23 centimètres de profondeur ; aucun explorateur ne peut passer; écoulement considérable.

Électrolysé le 26 janvier 1899 ; courant 12 milliampères, durée 25 secondes ; bougie n° 22 ; douleur insignifiante ; pas de sang; pas de fièvre consécutive.

3. — E. Charpentier, de Fives-Lille ; 38 ans. Urétrite il y a quinze ans ; rétrécissement depuis 10 ans ; a été dilaté en 1889. Trois rétrécissements au méat (5 millimètres), à 6 centimètres (3 millimètres), à 13 centimètres, aucun explorateur ne passe ; miction et urine normale.

Électrolysé le 4 février ; douleur insignifiante ; bougie n° 20 ; courant 15 milliampères ; durée 35 secondes ; pas de sang; pas de fièvre ; part le 6 février pour Lille.

4. — Carp..., 41 ans, dilaté antérieurement à Soissons, et depuis à Paris (quatre rétrécissements) et goutte militaire : le premier est à 1 centimètre du méat ; les trois autres se trouvent à 15, 15 1/2 et 16 centimètres de profondeur ; urine normale ; le dernier rétrécissement admet l'explorateur n° 6 avec difficulté.

Électrolysé le 7 février 1899 ; courant 12 milliampères ; durée 35 secondes ; emploi de l'électrolyseur à lame double. Douleur légère ; 2 gouttes de sang ; pas de fièvre ; bougie n° 23; ensuite, bougie n° 24.

5. — O..., négociant à Paris, 35 ans. Récidive. A été électrolysé en 1891. Il ne s'est pas sondé. Deux rétrécissements, à 11 et à 17 centimètres; miction normale.

Électrolysé le 15 février ; courant 11 milliampères ; durée 17 secondes ; bougie n° 22. Douleur insignifiante. Une tache de sang. Pas de fièvre. Puis bougie n° 24.

6. — X..., employé de chemin de fer, à Alais (Gard), 31 ans. Urétrite il y a huit ans. Symptômes de rétrécissements il y a cinq ans. Un seul rétrécissement de 1 centimètre de long à 17 centimètres de profondeur. Goutte militaire.

Électrolysé le 15 mars ; courant 15 milliampères ; durée 30 secondes. Pas de sang. Pas de douleur. Pas de fièvre consécutive. Bougie n° 26. Part pour son pays le 19 mars.

7. — M. G..., Hôtel continental, 41 ans. Un rétrécissement à 17 centimètres admettant l'explorateur n° 8. Urétrite il y a quinze ans ; deuxième blennorhagie il y a deux ans. Le rétrécissement date d'un an et demi.

Électrolysé le 17 mars courant ; 12 milliampères ; durée 25 secondes ; bougie n° 26. Deux gouttes de sang. Douleur insignifiante. Pas de fièvre.

8. — M. G..., pharmacien, à M... Blennorrhagie il y a cinq ans ; une nouvelle, il y a trois ans. Passe bougie n° 7 Goutte militaire. Deux rétrécissements à 16 et à 20 centimètres.

Électrolysé le 27 mars courant ; 10 milliampères ; durée 25 secondes ; bougie n° 26. Ni sang, ni douleur.

9. — Le comte de T... est présenté par le Dr Durand. Blennorrhagie en 1890 et orchite. Un rétrécissement à 20 centimètres de profondeur avec goutte militaire. L'explorateur n° 8 ne peut passer. Urine normale.

Électrolysé le 18 mars ; courant 10 milliampères ; durée 25 secondes ; bougie 24. Ni sang, ni douleur, ni fièvre consécutive. Va aux courses le lendemain.

10. — M. X..., notaire (Hautes-Pyrénées). Blennorrhagie en 1880, et une autre en 1895. A été *électrolysé* en province. Rétrécissement unique à 19 cent 1/2 de profondeur. Dix mictions par jour. Urines troubles contenant des cellules épithéliales et leucocytes.

Électrolysé le 22 mars ; courant 22 milliampères ; durée 55 secondes ; bougies n°s 23 et 26. Ni sang, ni douleur, ni fièvre. Part le 24 pour son pays.

11. — Malade du Gard, envoyé par le Dr Carrière, 38 ans, blennorrhagie, il y a deux ans. Deux rétrécissements à 15 centimètres et 15 cent. 1/2 de profondeur. L'explorateur n° 9 ne passe pas. Urine claire. Dix mictions par jour.

Électrolysé, le 22 mars ; courant 10 milliampères ; durée 40 secondes. Ni sang, ni douleur, ni fièvre ; bougie n° 24, bougie Béniqué n° 48. Part pour son pays le 25 mars.

12. — R..., 35 ans, de F..., (Doubs). Électrolysé en 1891. *Récidive*. Ne s'est pas sondé depuis l'opération. Trois rétrécissements, au méat, à 11 et à 13 centimètres. L'explorateur n° 7 ne passe pas.

Électrolysé le 23 mars ; courant 10 milliampères ; durée 35 secondes ; bougie n° 19. Accès de fièvre le soir. Départ le 28 mars.

13. — D..., commis aux hypothèques, 39 ans. Blennorrhagie, il y a 14 ans. Urine normale, jet fin. Dilaté, il y a trois ans. Deux rétrécissements, à 14 et à 19 centimètres.

Électrolysé, le 19 septembre 1899 ; courant 15 milliampères ; durée 20 secondes. Pas de sang, douleur insignifiante, bougie n° 24.

14. — M. M..., Ille-et-Vilaine, 57 ans, urétrite à 22 ans. Rétrécissement peu de temps après. Articulations déformées par le rhumatisme. Mictions fréquentes, d'heure en heure. Goutte militaire. Huit rétrécissements : au méat, à 4 centimètres et de centimètre en centimètre environ jusqu'à 14 centimètres. Le huitième, très étroit, est à 20 centimètres.

Électrolysé le 28 mars 1899 ; courant 15 milliampères ; durée 50 secondes ; bougie n° 22. Départ le 29 mars.

15. — De G..., 28 ans, urétrite, il a y deux ans, ayant duré 6 mois. Trois rétrécissements du méat, 6 centimètres, à 10 et à 12.

Électrolysé le 28 mars 1899 ; courant 15 milliampères ; durée 35 secondes ; bougie n° 25. Petite hémorragie à la suite de l'introduction de bougie. Ni douleur, ni fièvre. Part le jour même.

16. — Le comte de G..., 28 ans, urétrite, il y a dix ans. Rétrécissement deux ans après. Rétrécissement unique, court et tendre, à 20 centimètres du méat. Se laisse traverser par l'explorateur n° 7.

Électrolysé le 29 mars ; courant 13 milliampères ; durée 20 secondes ; bougie n° 25. Pas une goutte de sang, douleur insignifiante, pas de fièvre.

17. — M. B..., notaire, Calvados. Rétréci depuis plus de vingt ans. Écoulement abondant. Exige d'être chloroformé. Méat rétréci. Deuxième rétrécissement à 5 centimètres du méat, puis trois autres rétrécissements à 6, 7 et 8 centimètres. Une bougie filiforme passe seule, aucun explorateur ne peut être introduit.

Électrolysé le 29 mars. Chloroformé par le Dr Paul Rey. Impossible d'électrolyser. On fait l'urétrotomie électrolytique. Bougie n° 22. Le lendemain, il n'a pas eu d'accès fébrile, pas de frisson, mais un état général mauvais. 38°, 108 pulsations. Départ huit jours après.

18. — M. Ol..., se présente pour une cystite le 29 mars. On trouve trois rétrécissements à 2, à 12 et à 14 centimètres. On peut passer l'explorateur n° 11.

Électrolysé le 29 mars courant ; 7 milliampères ; durée 30 secondes. Ni sang ni douleur, ni fièvre. Bougie N° 24.

19. — M. Cl..., entrepreneur, 63 ans, présenté par le Dr Hublin. Urétrite il y a 22 ans. Rétréci depuis 18 ans. Mictions fréquentes toutes les demi-heures ; urines purulentes, santé bonne, pèse 112 kilogrammes. On constate la présence de trois rétrécissements. Le premier, à un centimètre du méat (5 millimètres de diamètre), le deuxième à 17 centimètres (3 millimètres), ainsi que le troisième, qui se trouve à 19 centimètres.

Électrolysé le 12 avril courant ; 20 milliampères. L'opération dure une minute, ce qui est exceptionnel. Bougie n° 25. Le 21 avril la guérison est complète.

20. — Rétrécissement exceptionnel. Guilm., 27 ans. A 16 ans, urétrite ayant duré un an. En 1894, le Dr Ségalas le sonda à Oran, découvrit des rétrécissements et le dilata jusqu'au n° 18. En 1895, à Tlemcen (Algérie), rétention d'urine, nouvelle dilatation jusqu'au n° 18. Depuis, il s'est sondé avec une bougie n° 13 jusqu'à la fin de 1897.

A ce moment, rétention d'urine, aucune sonde ne passe. Il entre à l'hôpital Tenon où un interne de Bazy lui fait l'urétrotomie interne et passe une bougie. Le lendemain de l'opération, accès fébrile, 41°. Il sort de l'hôpital huit jours après. Il entre à l'hôpital Saint-Louis trois mois après, ne pouvant plus uriner ; on le dilate jusqu'au n° 20.

Récidive. Il me consulte en 1899. Il y a quatre ans qu'il ne peut uriner sans sonde.

8 Rétrecissements, les derniers très étroits.

Opération le 4 avril ; courant 25 milliampères ; durée 60 secondes.

21. — S..., 9, rue Saint-Martin. Cause ordinaire. Deux rétrécissements, l'un de 5 millimètres à 2 centimètres de profondeur, l'autre, de 3 millimètres à 15 centimètres.

22. — R..., lieutenant à Châlons-sur-Marne, 20 ans. Rétrécissement et goutte militaire, dont la cause remonte à 1890. Jet fin. Besoins impérieux de 2 en 2 heures. Le malade se lève trois fois pendant la nuit. Trois rétrécissements, le premier au méat, le second à 16 centimètres et le troisième à 10 centimètres.

L'opération a lieu le 4 avril ; elle a lieu *à blanc*, avec une douleur insignifiante. Courant, 15 milliampères. Durée, 30 secondes. Bougie n° 30. L'urètre mesuré a 30 centimètres avec une légère traction. Aucun incident après l'opération.

23. — B..., entrepreneur, présenté par le Dr Bissieu. Il existe deux rétrécissements dont la cause remonte à 1885. Le premier, 15 centimètres, 4 millimètres; le second à 20 centimètres, 3 millimètres.

Opération le 7 avril 1899, avec l'électrolyseur à double lame. Courant, 10 milliampères. Durée, 30 secondes; pas une goutte de sang. Bougie n° 24. Lavage antiseptique.

24. — X .., architecte, à Rouen, 61 ans. Récidive, déjà électrolysé en 1894. Lors de la première opération il y avait 6 rétrécissements durs et fistule urinaire. Parfaitement guéri, le malade ne se sonda pas régulièrement; il revient le 12 avril avec 3 rétrécissements, le premier de 3 millimètres de diamètre, à 5 centimètres du méat; le deuxième à 9 centimètres 2 millimètres et le troisième à 14 centimètres 2 millimètres.

Opération, le 13 avril. Courant, 14 milliampères. Durée, 50 secondes. Bougie n° 20, le malade part le quatrième jour.

25. — S..., pharmacien, Seine-et-Oise. Rétrécissements ayant deux origines, en 1892 et 1894; 4 rétrécissements : 1° à l'entrée, 5 millimètres de diamètre; 2° à 6 centimètres, 4 millimètres; 3° à 12 centimètres, 2 millimètres; 4° à 17 centimètres, 1 millimètre. Écoulement muco-purulent. L'explorateur n° 8 ne franchit pas le rétrécissement; il faut employer une bougie filiforme.

Opération le 18 avril 1899. Électrolyseur à double lame de 13 millimètres de largeur. Courant 12 milliampères. Durée 45 secondes. Bougie n° 22. Douleur insignifiante. Une tache de sang.

26. — T..., de Bompierre (Allier). Rétrécissement dont la cause remonte à 25 ans. Dilatation incomplète il y a 8 ans. Rétention d'urine fréquente. Jet filiforme. Urine claire. Miction toutes les heures dans la journée, 6 fois dans la nuit. Il existe 5 rétrécissements. Le premier de 5 centimètres de diamètre à 1 centimètre 1/2 du méat, le second de 4 millimètres à 5 centimètres, le troisième de 2 millimètres à 12 centimètres, le quatrième de 2 millimètres à 15 centimètres 1/2, le cinquième de 2 millimètres environ à 16 centimètres.

Opération le 21 avril. Courant 11 milliampères. Durée 45 secondes. Douleur insignifiante. Bougie n° 23. Quelques gouttes de sang. Le malade n'a pas de fièvre, il sort le lendemain.

27. — I..., maître d'hôtel à Dieppe. Rétrécissement et prostatite. Il existe deux rétrécissements de 4 millimètres chacun à 21 centimètres. L'urètre étant légèrement tendu, la prostate a 5 centimètres en travers et 4 de haut en bas. Traité infructueusement à Necker en mars 1897, par les instillations et les lavages au sublimé.

Opération à blanc sans une goutte de sang, le 1er mai 1899. Courant 17 milliampères. Durée 35 secondes. Bougie n° 25.

28. — De T..., 40 ans. Saint-Jean-de-Dieu. Rétréci depuis 10 ans. N'a fait aucun traitement. Le rétrécissement avait fait de tels progrès qu'aujourd'hui il urine goutte à goutte, rarement avec un petit jet. A l'examen, je constate trois rétrécissements. Le premier à 5 centimètres du méat; le deuxième à 17 et le troisième à 21. Ce dernier n'admet qu'une bougie filiforme.

Opération le 21 avril 1899. Courant 10 milliampères. Durée 30 secondes. Violent accès de fièvre le soir. Le malade reste huit jours à la maison de santé et part ensuite guéri.

29. — D..., cocher, rue de l'Ouest, 6, Paris, 32 ans. Rétrécissement depuis trois ans. Urine avec un jet fin, souvent goutte à goutte. Deux rétrécissements. Le

premier à l'entrée (de 1 millimètre de diamètre); le deuxième à 16 centimètres (de 1 millimètre environ). Une bougie filiforme passe seule.

Opération le 26 avril. Débridement du premier rétrécissement. Le second est électrolysé. Courant 15 milliampères. Durée 30 secondes. Bougie n° 32. Deux gouttes de sang. Pas de douleur. Pas de fièvre.

30. — C..., employé des Postes, à Bordeaux, 34 ans. Rétréci depuis 15 ans. Écoulement muco-purulent. A été traité par les instillations au nitrate et par des lavages au permanganate pendant plus de cinq années consécutives. Deux rétrécissements, le premier à 13 centimètres, le deuxième à 17; rétrécissements larges de 5 millimètres de diamètre.

Opération le 25 avril 1899, sans une goutte de sang et sans douleur, avec électrolyseur à double lame de 13 millimètres de diamètre. Courant 13 milliampères. Durée 40 secondes. Bougie n° 28. Pas de fièvre. Goutte militaire réfractaire.

31. — L..., 28 ans. Venu de Coulommiers. Rétréci depuis 5 ans. Trois rétrécissements; le premier très près de l'entrée (de 4 millimètres de diamètre); le deuxième (de 3 millimètres) à 15 centimètres 1/2 et le troisième de (3 millimètres environ) à 22 centimètres. Neurasthénie très prononcée.

Opération le 27 avril 1899, sans une goutte de sang et avec une douleur insignifiante. Courant 12 milliampères. Durée 40 secondes. La prostate est doublée de volume. Bougie n° 22.

32. — H..., peintre, rue des Marais, 39 ans. Rétréci depuis plus de 15 ans. La cause remonte à 20 ans. En 1888, dilatation incomplète. Cystite fréquente. Au moment de l'opération, le malade urine toutes les heures et se lève 3 fois la nuit. Il y a 5 rétrécissements; le premier au méat (3 millimètres); le deuxième, à 1 centimètre (3 millimètres); le troisième, à 13 centimètres (3 millimètres); le quatrième, à 15 centimètres (2 millimètres); le cinquième, à 15 centimètres (1 millimètre environ).

Opération le 29 avril 1899. Débridement du méat, électrolysé avec l'instrument à double lames. Le dernier rétrécissement est très dur et nécessite l'urétrotomie d'électrolytique. A la suite de cette urétrotomie, quelques gouttes de sang, pas de fièvre consécutive, la bougie n° 20 a été introduite.

33. — G..., 21 ans, venu du Caire, 3 rétrécissements, à 7 cent. 15 et 19 centimètres; le dernier a 2 millimètres de diamètre.

Opération le 1er mai. Courant 22 milliampères. Durée 50 secondes. Pas de sang. Douleur modérée. Bougie n° 22. Pas de fièvre consécutive.

34. — Sp..., 64 ans, venu de Lausanne, les rétrécissements datent de 30 ans. A eu plusieurs abcès périnéaux et des fistules. Un abcès s'est ouvert la veille de son arrivée. Miction toutes les deux heures nuit et jour. Il y a 3 rétrécissements, à 15, 16 et 16 cent. 1/2. Il a été *urétrotomisé* deux fois. Les rétrécissements sont très durs et je suis obligé d'employer l'urétrotomie électrolytique. Bougie n° 22. Léger accès de fièvre. Du reste, pas d'accident. Le malade part le 30 mai.

35. — L..., rue Lenôtre, à Versailles, 39 ans. Présente 2 rétrécissements à 18 et à 20 centimètres ayant chacun 4 millimètres de diamètre. Écoulement abondant. A eu plusieurs cystites.

Opérations, le 27 mai. Courant 10 milliampères. Durée 40 secondes. L'instrument ramène des détritus rosés considérables. Pas de sang. Douleur presque nulle. Bougie n° 24. Pas de fièvre. 3 semaines après il est parfaitement **guéri** de son rétrécissement et de son écoulement.

36. — T..., capitaine, à Paris, 40 ans. Il a 5 rétrécissements : le premier (de 5 millimètres), à 1 cent. 1/2 ; les autres sont échelonnés le long de l'urètre et le cinquième (de 1 millimètre de diamètre) est situé à 20 centimètres.

Opération le 25 mai 1899. Courant 10 milliampères. Durée 1 m. 40 secondes. Bougie n° 24. Quelques taches de sang. Pas de douleur. Pas de fièvre consécutive.

37. — Le J..., 35 ans. Est venu des Côtes-du-Nord. Rétréci depuis 12 ans environ. Il existe cinq rétrécissements : le premier à 1 centimètre 1/2, le deuxième à 3 centimètres, le troisième à 16 centimètres, le quatrième à 15 centimètres 1/2, le cinquième à 16 centimètres, les trois premiers ont environ 4 millimètres et les deux derniers 2 millimètres. Écoulement purulent abondant. Œdème du prépuce et balanite.

Opération le 29 mai. Courant 10 milliampères. Durée 30 secondes. Bougie n° 22. Quelques gouttes de sang léger. Picotement. Lavages antiseptiques. Parti le 4 juin pour son pays.

38. — M..., rue Saint-Martin, 49 ans. Rétréci depuis 30 ans environ. Fut *urétrotomisé* à l'hôpital Dubois, il y a 20 ans, par Cruvellier. Orchite après l'opération. Il y a quatre rétrécissements : à 1 centimètre, à 5 centimètres, à 11 et à 14. Les trois premiers ont 4 millimètres, le quatrième 3 millimètres 1/2.

Opération le 2 juin 1899. Les trois premiers rétrécissements sont faits avec l'électrolyseur à double lame ; le dernier, très dur, nécessite l'urétrotomie électrolytique. Courant 10 milliampères. Durée totale de l'opération une minute pour les trois premiers rétrécissements. Bougie n° 22.

39. — B..., instituteur, Algérie, 28 ans. Rétréci depuis 8 ans. Il existe trois rétrécissements à 1/2 centimètre du méat, à 5 centimètres et à 18. Le premier a 4 millimètres de diamètre, le deuxième 2 millimètres et le troisième 2 millimètres.

Opération le 7 juin 1899. Courant 10 milliampères. Durée 70 secondes. Bougie n° 24. Douleur insignifiante. Pas de fièvre consécutive.

40. — P.., commandant, 44 ans. Rétréci depuis plus de 20 ans. Cystite purulente d'une nature spéciale, le liquide excrété est jaune et épais comme du pus, mais il y a souvent du sang, ce qui ne l'empêche pas de monter à cheval et de s'asseoir facilement. On l'a déjà examiné sous chloroforme, il n'y a pas de calcul. Aujourd'hui le sang et les douleurs ont disparu, mais le pus persiste. Trois rétrécissements : le premier (de 6 millimètres de diamètre) est à 1 centimètre du méat, le deuxième à 15 centimètres, le troisième à 18. Ces deux derniers ont 2 millimètres de diamètre environ. On peut passer la bougie n° 10 en forçant.

Électrolysé le 12 juin 1899 avec un électrolyseur double de 14 millimètres de diamètre. Courant 10 milliampères. Durée 40 secondes. Douleur légère. Pas de sang. Bougie n° 24.

41. — F..., étudiant en médecine, 26 ans, boulevard du Port-Royal. Rétréci depuis 2 ans. Quatre rétrécissements avec écoulement chronique. Ils siégent au méat, à 8 centimètres 15, et à 16. Les deux derniers ont 4 millimètres de diamètre.

Opération le 13 juin 1899. Courant 30 milliampères. Durée 1 minute 1/2. Pas de douleur. Gouttes de sang.

42. — D..., pharmacien, 39 ans, Deux-Sèvres. Rétréci depuis 19 ans. Dilaté sans succès à Necker en 1899. Deux rétrécissements à 15 et à 18 centimètres, 3 millimètres environ.

Électrolysé le 13 juin 1899. Courant 18 milliampères. Durée 40 secondes. Bougie n° 24. Hémorragie veineuse assez abondante.

43. — G..., capitaine, Pas-de-Calais, 42 ans. Rétrécissement depuis 4 ans environ. Écoulement purulent assez abondant. Orchite suppurée après lavage au permanganate. Il existe 3 rétrécissements : au méat, à 6 centimètres et à 16 centimètres. Ces rétrécissements, assez larges, mesurent chacun 4 millimètres environ.

Opération 16 juin 1899. Courant 10 milliampères. Durée 50 secondes. Douleur insignifiante. Aucune goutte de sang. L'opération a lieu complètement à blanc. Bougie n° 24. Part le lendemain.

44. — De L..., lieutenant, 32 ans. Trois rétrécissements larges au méat, à 6 centimètres et à 18 centimètres.

Électrolysé le 26 juin 1899. Courant 10 milliampères. Durée 60 secondes. Pas une goutte de sang. Douleur très légère. Bougie n° 22. Part le lendemain.

45. — G..., négociant à Épinal. Symptômes de rétrécissement depuis 10 ans. Dilaté incomplètement il y a quelques années, jusqu'au n° 20. Le rétrécissement a récidivé. Il y en a trois : au méat, à 13 centimètres et à 15 centimètres; ce dernier a 3 millimètres de diamètre.

Opération le 21 juin 1899. Courant 14 milliampères. Durée 20 secondes. Bougie n° 24. Le lendemain j'ai voulu passer le 27; il y a eu une hémorragie assez sérieuse, puis un accès de fièvre. Le malade est parti 4 jours après.

46. — L..., venu de Caudry (Nord). Rétréci depuis 8 ans environ. Il y a 2 rétrécissements : le premier de 0 millimètres de diamètre à 1 centimètre 1/2, le second, à 15 centimètres, est très étroit et ne mesure que 1 millimètre.

Opération le 5 juillet 1899. Le galvanomètre ne donne que 4 milliampères. L'opération se fait néanmoins en 60 secondes. Bougie n° 29. Jet gros. Part le troisième jour.

47. — X..., ingénieur agricole, 40 ans, professeur. Rétréci depuis 18 à 19 ans. Miction fréquente la nuit et le jour. Pas de douleur. Il y a un seul rétrécissement de 1 millimètre 1/2 environ à 17 centimètres de profondeur.

Opération le 15 juillet avec l'électrolyseur à deux lames. Courant 15 milliampères. Durée 20 secondes. Quelques gouttes de sang. Bougie n° 24. Pas de fièvre consécutive.

48. — W..., 36 ans, rue Lafayette. Nie la cause ordinaire des rétrécissements. Examen : deux rétrécissements : le premier, 3 millimètres à 1 centimètre du méat, le second 2 millimètres, à 15 centimètres.

Opération le 24 juillet 1899. Courant 15 milliampères. Durée 30 secondes. Douleur légère. Une goutte de sang. Bougie n° 22.

49. — B..., 24 ans, malade depuis 5 ans. Examen : 6 rétrécissements à 1, 3, 6, 10, 13 et 14 centimètres. Mictions fréquentes nuit et jour.

Opération le 24 juillet 1899; courant 15 milliampères; durée 40 secondes. Douleur insignifiante. Quelques gouttes de sang. Bougie n° 22.

50. — F..., rue Rochechouart. Malade depuis 12 ans, un point rétréci, à 1 centimètre; un deuxième à 20 cent. 1/2. Prostate normale.

Opération le 25 juillet 1899. Courant 20 milliampères. Durée 30 secondes. Quelques gouttes de sang. Douleur assez vive. Bougie n° 24.

51. — M..., 32 ans, venu de Cherbourg, malade depuis 12 ans. Miction difficile et fréquente, jet fin et bifurqué. Il existe un seul rétrécissement de 4 millimètres de diamètre à 20 centimètres de profondeur.

Opération le 25 juillet 1899. Courant 10 milliampères. Durée 40 secondes. Pas de sang. Bougie n° 24.

52. — B..., 41 ans, département de la Somme. Rétréci depuis 19 ans. Mictions fréquentes jour et nuit. Pas de complications. Il y a 2 rétrécissements assez larges de 4 millimètres de diamètre : l'un à 17 et l'autre à 20 centimètres de profondeur.

Opération le 10 août. Courant 15 milliampères. Durée 30 secondes. Pas de sang. Bougie n° 24. Pas de fièvre consécutive.

53. — B..., 32 ans, rue de Grenelle, malade depuis 4 à 5 ans, léger écoulement. Examen : 2 rétrécissements : le premier, à 1 centimètre ; le second, à 19 centimètres. Le premier a 5 millimètres de diamètre, l'autre, 3 millimètres environ.

Opération le 23 août. Courant 10 milliampères. Durée 60 secondes. Bougie n° 24. Lavage antiseptique. Pas de fièvre consécutive.

54. — Pr..., 60 ans, Romilly-sur-Seine. *Récidive*. Déjà électrolysé en 1894. Rétrécissements nombreux et fistules. Ne s'est pas sondé. Récemment, un abcès urineux s'est ouvert. Examen : 2 rétrécissements : le premier, à 10 centimètres (2 millimètres de diamètre) ; le second, à 17 centimètres, laisse à peine passer une bougie filiforme.

Opération le 22 août 1899. Courant 25 milliampères. Durée 60 secondes pour le premier rétrécissement ; le second est tellement dur qu'il nécessite l'urétrotomie électrolytique. Bougie n° 24. Lavage antiseptique. Sonde à demeure pendant 8 jours. Pas de fièvre consécutive à l'opération. Guérison.

55. — B..., 58 ans, symptômes de rétrécissement depuis 10 ans. Cause ordinaire. Prostate un peu volumineuse. On constate 3 rétrécissements : le premier à la rentrée, le second à 15 centimètres et le troisième à 15 centimètres.

Opération le 22 août. Courant 15 milliampères. Durée 40 secondes. Bougie n° 24. Pas une goutte de sang. Lavage antiseptique. Pas de fièvre consécutive.

56. — M..., 33 ans, Besançon. Plusieurs écoulements depuis 12 ans. Deux orchites. Examen. Deux rétrécissements à 18 et à 20 centimètres, laissant passer l'explorateur n° 9 seulement.

Opération le 22. Courant 12 milliampères. Durée 30 secondes. Quelques gouttes de sang. Bougie n° 25. Lavage antiseptique. Pas de fièvre consécutive.

57. — L..., 26 ans. Rétréci depuis 4 ans. Complication de goutte militaire. Un seul rétrécissement à 20 centimètres très étroit, laissant passer à peine une bougie filiforme.

L'électrolyse appliquée pendant une minute le 22 août, ne donne pas de résultat. On fait l'urétrotomie électrolytique, avec 25 milliampères. Succès complet. Bougie n° 24. Lavage antiseptique. Pas de fièvre consécutive.

58. — Z..., capitaine, 34 ans. Rétréci depuis 6 ans. Il existe trois rétrécissements sans complication. Le jet est fin, mais les urines sont claires. Premier rétrécissement (de 6 millimètres) à 7 centimètres ; deuxième rétrécissement (de 2 millimètres) à 15 centimètres ; troisième rétrécissement (de 2 millimètres) à 16 centimètres.

Électrolysé le 25 août 1899. Courant de 4 milliampères seulement. Durée

30 secondes. Pas de douleur. Pas une goutte de sang. Bougie n° 24. Pas de fièvre consécutive.

59. — S..., 45 ans, du département de l'Hérault. Malade depuis 10 ans. Rétention d'urine, il y a sept ans. Examen 4 rétrécissements : le premier, large de 5 millimètres, est à 1 centimètre 1/2 du méat ; le second, de 4 millimètres, est à 6 centimètres ; le troisième, de 2 millimètres, est à 11 centimètres 1/2 ; le quatrième, extrêmement serré, est à 12 centimètres. J'ai beaucoup de peine à la traverser avec une bougie filiforme.

Opération le 7 août. Courant 17 milliampères. Durée 25 secondes. Quelques gouttes de sang. Bougie n° 22. Pas de fièvre consécutive.

60. — M..., 40 ans. Rétréci depuis une douzaine d'années. Dilaté infructueusement pendant un an. Rétention d'urine, il y a sept ans. Examen : 4 rétrécissements : au méat, à 6 centimètres, à 11 centimètres et à 10 centimètres ; les deux premiers ont 4 millimètres de diamètre ; le deuxième 2 millimètres, le troisième admet à peine une bougie filiforme.

Opération le 3. Courant 10 milliampères. Durée 40 secondes. Quelques gouttes de sang. Bougie n° 22.

61. — V..., juge, dans les Bouches-du-Rhône, 59 ans. Rétréci depuis 6 ans. Je constate trois rétrécissements : à 2 centimètres, à 13 et à 18 centimètres. Ce dernier n'admet pas le plus petit explorateur, mais seulement une bougie filiforme.

Opération le 19 septembre 1899. Courant 10 milliampères. Durée 60 secondes.

62. — P..., commis de marine, à Cherbourg. Rétréci depuis 5 ans. Rétrécissement unique de 2 millimètres à 14 centimètres.

Opéré le 23 décembre 1899. Courant 12 milliampères. Durée 40 secondes. Bougie n° 25.

63. — B..., employé aux écritures, 40 ans. Cause ordinaire du rétrécissement, en 1871. Rétrécissement double, sans complication. Le premier à 2 centimètres du méat (diamètre 3 millimètres) ; le deuxième à 22 centimètres (diamètre 1 millimètre).

Opéré le 6 octobre 1899 avec l'électrolyseur à une seule lame. Courant 20 milliampères. Durée 35 secondes. Pas de sang. Bougie n° 21. Le 7 novembre, je passe la bougie n° 22.

64. — C..., 40 ans, à Montereau. Cause ordinaire du rétrécissement, il y a 20 ans. Deux rétrécissements, à 12 et 14 centimètres. Diamètre 3 millimètres chacun. Complications : cystite, écoulement abondant, mictions de 2 en 2 heures.

Opéré le 10 octobre 1899, avec l'électrolyseur à 2 lames. Courant 10 milliampères. Durée 40 secondes. Bougie n° 24.

65. — P..., marchand de cafés, à Port-au-Prince, 61 ans. Rétréci depuis plusieurs années, avec accompagnement de goutte militaire. Deux rétrécissements, à 16 centimètres 1/2 (2 millimètres) et à 19 centimètres 1/2 (1 millimètre).

Opéré le 10 octobre 1899. Courant 12 milliampères. Durée 18 secondes. Douleur nulle. Pas de sang. Bougie n° 22.

66. — V..., marchand de nouveautés, à Blaye (Gironde), 54 ans. La cause du rétrécissement remonte à 20 ans. Six rétrécissements, accompagnés de goutte militaire. Le premier, à 4 centimètres, mesure 5 millimètres de diamètre. Le

deuxième, à 4 centimètres 1/2 est de 4 millimètres, et le troisième.à 11 centimètres est de 2 millimètres. Pour les trois autres, situés à 16, 17, 21 centimètres, ils ont 1 millimètre de diamètre seulement.

Courant 10 milliampères. Durée 50 secondes. Bougie n° 22. J'ai eu, depuis, des nouvelles du malade, qui se porte à merveille.

67. — De T..., 33 ans, rue Chaptal. Malade depuis 15 ans. Tro is rétrécissements à 12 centimètres, 13 centimètres 1/2 et à 16 centimètres. Le premier a 4 millimètres, le deuxième 3 millimètres et le troisième 2 millimètres Mictions fréquentes. Écoulement purulent abondant. Rétention d'urine et crises de cystite.

Électrolysé le 14 octobre 1899, avec l'aide du Dr Richard de l'Aulnay. Courant 15 milliampères. Durée 30 secondes. Pas de sang. Bougie n° 20. Deux mois après, on passe la bougie n° 22.

68. — X..., chef d'escadron, 39 ans. Rétréci depuis 7 ans. Ayant subi la dilatation il y a 4 ans. Cinq rétrécissements à 1, 15, 16, 18 et 20 centimètres. Les trois premiers ont été de 3 à 4 millimètres de diamètre, les deux derniers 1 millimètre seulement, admettant seulement une bougie filiforme. Jet fin. Mictions fréquentes, toutes les deux heures, nuit et jour. Écoulement purulent abondant.

Électrolysé le 20 avril 1900. Courant 10 milliampères. Durée 20 secondes. Pas une goutte de sang. Pas l'ombre de douleur. Bougie n° 22. Le 9 juin, on passe la bougie n° 24.

69. — B..., employé à la Compagnie du gaz, 34 ans. Rétréci depuis quinze ans. Plusieurs rétentions d'urine. Grande difficulté dans la miction, qui est très douloureuse. Miction toutes les deux heures, nuit et jour. Un seul rétrécissement presque impénétrable à 15 centimètres.

Courant 10 milliampères. Durée 20 secondes. Bougie n° 22. Pour faire pénétrer l'électrolyseur il a été nécessaire de placer une bougie filiforme pendant 24 heures.

70. — C..., pharmacien, département de la Marne. Rétréci depuis sept ans. Deux rétrécissements, à 16 et 17 centimètres (4 millimètres). Complication d'incontinence nocturne. Parésie de la vessie qui ne se vide pas. Je retire 450 grammes d'urine après l'opération.

Électrolysé le 25 octobre 1899. Courant 10 milliampères. Durée 35 secondes. Bougie n° 24. D'après des nouvelles reçues plusieurs mois après, le malade est parfaitement guéri de son rétrécissement, mais il conserve sa parésie de la vessie.

71. — L..., garçon de bureau à Saint-Malo, 39 ans. Rétréci depuis 15 ans. Trois rétrécissements sans complication, à 1, à 6 et à 14 centimètres. Le premier a 5 millimètres, le deuxième 4 millimètres, le troisième 3 millimètres. Durée 20 secondes. Bougie n° 24.

72. — X..., commandant de dragons, 46 ans. Rétréci depuis huit ans. Deux rétrécissements à 16 et à 18 centimètres (diamètre, 3 millimètres chacun). Jet fin. Urine trouble, purulente, rétention d'urine. Miction de deux en deux heures.

Électrolysé le 29 octobre 1899 avec un électrolyseur à lame double. Courant 10 milliampères. Durée 20 secondes. Pas de sang. Douleur nulle. Bougie n° 24.

73. — M..., 31 ans, pharmacien. Rétréci depuis 10 ans. Dilaté à l'hôpital Necker pendant un mois, il y a un an : Trois rétrécissements, à 7, 16 et 17 centimètres et demi ; le dernier laisse passer l'électrolyseur n° 8. Mictions

vingt fois par jour, six fois la nuit. Douleur locale violente. Douleur abdominale et lombaire.

Électrolysé le 3 novembre 1899 dans la maison de santé du Dr Bilhaut. Courant 26 milliampères. Durée 30 secondes. Bougie n° 22. Revu en mai 1900. Bougie n° 23.

74. — C..., 22 ans, à la maison de santé du Dr Barbet, à Neuilly. Rétréci depuis deux ans, avec complication de goutte militaire. Mictions fréquentes, urine contenant des globules purulents. Deux rétrécissements : le premier (de 4 millimètres) à 1 centimètre du méat, et le second (de 3 millimètres) à 15 centimètres et demi.

Chloroformé, par pusillanimité, le 6 novembre 1899. Courant 10 milliampères. Durée 30 secondes. Bougie n° 22.

75. — Docteur de V..., 61 ans. Rétréci depuis 20 ans. 3 rétrécissements : au méat, à 15 centimètres et à 17 ; les deux derniers n'admettent qu'une bougie filiforme. Mictions fréquentes. Urine trouble. Pas de complication.

Opéré le 8 novembre 1899. Courant 10 milliampères. Durée 15 secondes. Bougie n° 21.

76. — M..., habitant Romans (Doubs), 50 ans. Rétréci depuis 20 ans. Urétrotomisé en 1889 par le Dr Bron (de Lyon). 5 rétrécissements : à 5 centimètres du méat, à 14, 17, 19 et 20 centimètres. Le dernier est tellement serré qu'il a fallu une heure, et l'emploi de plus de 50 bougies filiformes avant d'en faire pénétrer une seule.

Électrolysé le 12 novembre 1899. Courant, 10 milliampères. Durée 45 secondes. Bougie n° 20. Séjour du malade à Paris, 3 jours.

77. — A..., 43 ans, rue Pelleport, Paris. Déjà électrolysé en 1891. Ne s'est jamais sondé depuis. Récidive après 3 ans. Il existe un seul rétrécissement de 3 millimètres de diamètre à 14 centimètres 1/2 du méat.

L'opération a lieu le 17 janvier 1900. Courant 10 milliampères. Durée 17 secondes. Bougie n° 25.

78. — Lieutenant S..., 39 ans. Rétréci depuis 7 ans. Deux rétrécissements sans complication, à 10 et à 18 centimètres. Le premier de 4 millimètres, le second de 3 millimètres.

Opéré le 27 novembre 1899. Courant, 15 milliampères. Durée, 35 secondes. Bougie n° 24. Pas de sang.

79. — B..., 55 ans, habitant St-Quentin. Déjà opéré en 1895. Ne s'est jamais sondé depuis. Deux rétrécissements, à 15 et à 17 centimètres. Le premier, de 3 millimètres, le second, de 2 millimètres. Pas de complication.

Opéré le 28 novembre 1899. Courant 15 milliampères. Durée 30 secondes. Bougie n° 22.

80. — M..., lieutenant d'artillerie, 34 ans, adressé par le Dr Richard de Pithiviers. Rétréci depuis 6 ans. Deux rétrécissements : à 16 et à 17 centimètres, de 2 millimètres de diamètre chacun. Le malade urine goutte à goutte. Il n'a jamais été traité.

Opération le 2 décembre 1899. Courant 15 milliampères. Durée 40 secondes. Bougie n° 24. Pas de sang.

81. — St..., Montreuil-aux-Lions (Aisne). Récidive. Déjà opéré en 1893. Deux rétrécissements : à 17 et à 19 centimètres.

Opération le 8 décembre 1899. Courant 15 milliampères. Durée 50 secondes. Bougie n° 22.

82. — Docteur X..., Belfort, 53 ans. Rétréci depuis 30 ans. Un seul rétrécissement sans complication, à 18 centimètres, de 3 millimètres de diamètre.

Opération le 15 décembre 1899. Courant 10 milliampères. Durée 20 secondes. Bougie n 24. Pas de sang. Pas de douleur. Jet énorme. Départ de Paris, deux jours après.

83. — V..., 22 ans, rétrécissement traumatique. Renversé par un cheval qui est tombé sur lui. Rétention d'urine et hémorragie. Abcès prostatique. Infiltration d'urine. Aujourd'hui, mictions fréquentes. Urine trouble. Jet très fin.

Opération le 20 décembre 1899. Courant 20 milliampères. Durée 60 secondes. Bougie n° 22.

84. — M..., 53 ans, voyageur, habitant Charenton. *Urétrotomisé* il y a 10 ans par Malécot. Quatre rétrécissements : au méat, à 9 centimètres, à 14 centimètres 1/2, et à 17 centimètres. Les deux derniers admettent avec difficulté une bougie n° 7.

Opération le 20 janvier 1900. Courant 10 milliampères. Durée 35 secondes. Bougie n° 20. Cinq mois après le 22 passe seulement.

85. — D' A. ., 43 ans. habitant le département du Gard. Rétréci depuis 10 ans. Dix rétrécissements, à 1 centimètre du méat, 6, 7, 11, 15 et 17 centimètres.

Opération le 6 janvier 1900. Courant 10 milliampères. Durée 60 secondes. Bougie n° 20.

86. — D..., 43 ans, habitant Gournay-le-Guérin. Rétréci depuis 20 ans. Dilaté il y a dix ans jusqu'au n° 20. Un seul rétrécissement à 15 centimètres du méat admettant la bougie n° 8.

Opération le 10 janvier 1900. Courant 10 milliampères. Durée 30 secondes. Bougie n 24.

87. — M..., 28 ans, rue de Berry, amené par le D' Durand. Rétréci depuis 8 ans. Deux rétrécissements : à 18 et à 17 centimètres du méat, admettant la bougie n° 8.

Opération le 15 janvier 1900. Courant 10 milliampères. Durée 30 secondes. Bougie n° 25.

88. — I..., 36 ans, habitant Orgeval. Amené par le D' Danos. Un seul rétrécissement, à 17 centimètres du méat, admettant la bougie n° 8.

Opération le 15 janvier 1900. Courant 10 milliampères. Durée 30 secondes. Bougie n° 25.

89. — P..., 42 ans, rue Nationale à Ivry-Port. Rétréci depuis 5 ans environ. Deux rétrécissements : à 17 centimètres 1/2 et à 18 centimètres 1/2, de 2 millimètres de diamètre environ.

Opération le 20 janvier 1900. Courant 10 milliampères. Durée 45 secondes. Bougie n° 23. On s'est servi de l'électrolyseur à double lame.

90. — S .., 71 ans, habitant Bellême (Orne). Récidive. Opéré deux ans auparavant par le D' Lavaux. Rétréci depuis 30 ans, urine toutes les deux heures ; écoulement purulent. Six rétrécissements : à 1 centimètre du méat, à 13, 15, 16, 17 et 19 centimètres.

Opération le 22 janvier 1900. Courant 10 milliampères. Durée 90 secondes. Bougie n° 22.

91. — L..., 26 ans, à Maretz (Nord), adressé par le D' Goffard. Rétréci depuis 2 ans. Mictions difficiles et fréquentes. Un seul rétrécissement à 17 centimètres de profondeur, admettant la bougie n° 12.

Opération le 27 janvier 1900. Courant 8 milliampères. Durée 30 secondes. Bougie n° 24,

92. — T..., 25 ans, venu de Dieppe. Rétréci depuis 3 ans. Un seul rétrécissement de 4 millimètres de diamètre à 18 centimètres de profondeur.

Opération le 29 janvier 1900. Courant 10 milliamètres. Durée 45 secondes. Bougie n° 25.

93. — R..., rue Royale, Paris. *Récidive*. Malade du Dr B..., déjà électrolysé en 1891. Un seul rétrécissement de 3 millimètres de diamètre, à 18 centimètres du méat.

Opération le 17 février 1900. Courant 10 milliampères. Durée 50 secondes.

94. — D..., employé au Ministère de la marine. 2 rétrécissements, admettant la Bougie n° 7, à 17 et à 19 centimètres du méat.

Opération le 2 février 1900. Courant 10 milliampères. durée 40 secondes. Bougie n° 25.

95. — G..., 26 ans, Champigneules près Nancy. *Récidive*. Déjà électrolysé en 1893. Ne s'est jamais sondé. 3 rétrécissements à 13, 14 et à 18 centimètres; le dernier admettant à peine une bougie filiforme.

Opération le 2 février 1900. Courant 10 milliampères. Durée 40 secondes. Bougie n° 21.

96. — C..., 29 ans, employés aux bureaux de la Gare du Nord. Rétréci depuis 5 ans. On a fait la dilatation jusqu'au n° 16, il y a 2 ans. 2 rétrécissements, à 19 cent. 1/2 et à 22 centimètres. L'urètre mesure 28 centimètres. La bougie n° 10 passe avec difficulté.

Opération le 3 février 1900. Courant 5 milliampères. Durée 40 secondes. Bougie n° 28. Quatre mois après, la même bougie passe facilement.

97. — B..., 28 ans Solre-le-Château (Nord). Rétréci depuis 3 ou 4 ans. Un rétrécissement, à 17 centimètres de 3 millimètres de diamètre.

Opération le 5 février 1900. Courant 10 milliampères. Durée 40 secondes.

98. — Capitaine B..., 40 ans, de l'Ille-et-Vilaine. Sept rétrécissements, compliqués d'écoulement purulent. Mictions fréquentes. Jet très fin. Les rétrécissements se trouvent à 1 centimètre du méat, à 5, 10, 15, 16, 17 et à 22 centimètres.

Opération le 6 février 1900. Courant 15 milliampères. Durée 40 secondes. Bougie n° 22.

99. — G..., rue des Jeûneurs, 36 ans. Amené par le Dr Arnaud. Un seul rétrécissement, à 16 centimètres de profondeur, de 3 millimètres de diamètre.

Opération le 15 février 1900. Courant 26 milliampères. Durée 30 secondes. Bougie n° 22.

100. — Docteur B..., médecin-major de 1re classe, 44 ans. Deux rétrécissements à 16 et 17 centimètres de profondeur. Admettant seulement la bougie n° 9.

Opération le 7 février 1900. Courant 10 milliampères. Durée 35 secondes. Bougie n° 24.

101. — F..., 41, rue Vivienne, 34 ans. M'envoie chercher pour une rétention d'urine qui durait depuis 24 heures. Rétréci depuis 17 ans. Deux rétrécissements à 15 et à 18 centimètres de profondeur, admettant à peine une bougie filiforme.

Opération le 9 février 1900. Courant 10 milliampères. Durée 35 secondes. Bougie n° 22.

102. — P..., 40 ans, Magny-en-Vexin (Seine-et-Oise). Rétréci depuis une dizaine d'années. Mictions fréquentes. Urines troubles. Deux rétrécissements,

à 22 centimètres et à 1 centimètre 1/2, admettant seulement l'explorateur n° 7.

Opération le 10 février 1900. Courant 20 milliampères. Durée 25 secondes. Bougie n° 24.

103 — T..., 52 ans, habitant Angoulême. Rétréci depuis plus de 20 ans. Urine goutte à goutte très fréquemment. Odeur ammoniacale. Incontinence. Sept rétrécissements à 10 centimètres du méat, à 12, 13, 16, 18 et 20.

Opération le 13 février 1900. Courant 20 milliampères. Durée 60 secondes. Bougie n° 20.

104. — H..., 50 ans, habitant Saintes. Malade depuis 30 ans environ. Jet fin, mictions fréquentes, de 2 en 2 heures, nuit et jour. Examen : quatre rétrécissements à 1 centimètre, à 10, 15 et 18 centimètres. Le dernier, très étroit, admet avec peine une bougie filiforme.

Opération le 14 février 1900. Courant 10 milliampères. Durée 40 secondes. Bougie n° 22. Parti guéri le 19 du même mois.

105. — X..., 35 ans, habitant Guéret, adressé par le Dr Macqret. Rétréci depuis quelques années ; deux rétrécissements à 18 et 20 centimètres. Légère tuméfaction de la prostate. Les rétrécissements ont 4 millimètres de diamètre environ.

Opération le 17 février 1900. Courant 15 milliampères. Durée 30 secondes. Bougie n° 22. Pas de fièvre consécutive.

106. — Docteur B..., Seine-Inférieure, 30 ans. Il a 6 rétrécissements à 1 centimètre, à 8, 16, 17, 17 1/2 et 18 centimètres ; les premiers ont 4 millimètres de diamètre, les deux derniers 3 millimètres. Écoulement abondant.

Opération le 24 février 1900. Courant 15 milliampères. Durée 50 secondes. Bougie n° 22. Départ le lendemain.

107. — V..., 29 ans, envoyé par le Dr Viel. Urine toutes les heures depuis 6 mois. Écoulement muco-purulent, 2 rétrécissements, à 16 centimètres et à 18 centimètres, ce dernier très étroit.

Opération le 23 février 1900. Courant 12 milliampères. Durée 20 secondes. Bougie n° 23. Lavage antiseptique. Ni sang, ni douleur, ni fièvre consécutive.

108. — G..., 31 ans, Nogent-sur-Marne. Rétrécissement depuis 14 ans. Complication de goutte. Sept rétrécissements : à 1 centimètre, à 3, 4, 5, 11, 15 et 17 centimètres 1/2 ; les derniers sont très étroits.

Opération le 23 février 1900. Courant 10 milliampères. Durée 20 secondes. Bougie n° 24.

109. — De J..., venu d'Anvers, 38 ans. 2 rétrécissements à 18 et 20 centimètres.

Opération le 26 février. Courant 20 milliampères. Durée 30 secondes. Bougie n° 23. Lavage antiseptique. Pas de fièvre consécutive.

110. — E..., envoyé par le Dr B.... Deux rétrécissements, à 18 et 20 centimètres, peu étroits.

Opération le 1er mars 1900. Courant 15 milliampères. Durée 20 secondes. Lavage antiseptique. Bougie n° 22. Pas de fièvre consécutive.

111. — P..., 52 ans, de Maretz (Nord), malade depuis 14 ans. Urine toutes les demi-heures nuit et jour. Un seul rétrécissement court et tendre à 17 centimètres.

Opération le 5 mars. Courant 15 milliampères. Durée 30 secondes. Bougie n° 24. Lavage antiseptique. Pas de fièvre. Départ le 7 mars.

112. — X..., avocat, 39 ans, Pas-de-Calais. Rétréci depuis 15 ans. Dilaté il y a 5 ans, à Paris, jusqu'au n° 18. 6 mois après, récidive. A acheté un appareil à un Institut chirurgical, pas de succès. Miction douloureuse. Il y a deux rétrécissements à 20 et 21 centimètres. Le dernier laisse passer l'explorateur n° 8 seulement.

Opération le 12 mars. Courant 10 milliampères. Durée 45 secondes. Bougie n° 24. Lavage antiseptique. Pas de fièvre. Part le surlendemain.

113. — Court., 67 ans, d'Origny-Ste-Benoite. Rétréci depuis 6 ans. Examiné par le D' Cailleret, de St-Quentin. Rétention d'urine. 2 rétrécissements à 16 et à 17, le dernier très étroit.

Opération le 23 mars. Courant 10 milliampères. Durée 25 secondes. Ni sang, ni douleur. Pas de fièvre consécutive. Bougie n° 23. Départ pour son pays le 25 mars.

114. — B..., valet de chambre à Saint-Quentin, 28 ans. Malade depuis 5 ans. Mictions fréquentes nuit et jour. Deux rétrécissements à 17 et à 18 centimètres. Le dernier très étroit.

Opération le 26 mars. Courant 15 milliampères. Durée 20 secondes. Bougie n° 24. 2 gouttes de sang. Pas de douleur. Pas de fièvre consécutive.

115. — W..., venu de Commines (Nord), adressé par le D' Lemaire. Rétrécissement depuis 15 ans. Examen : quatre rétrécissements, à 2 centimètres, 19, 20 et 21 centimètres.

Opération le 27 avril. Courant 10 milliampères. Durée 13 secondes. Bougie n° 23. On retire un litre d'urine de la vessie. Part le lendemain guéri.

116. — Paul P..., cocher, 29 ans, habite Seine-et-Oise. Rétrécissement depuis 7 à 8 ans Douleurs violentes. Grande difficulté dans la miction. Examen : deux rétrécissements de 3 millimètres de diamètre à 7 centimètres, de 2 millimètres à 16 centimètres.

Opération le 1er mai 1900. Courant 10 milliampères. Durée 12 secondes. Bougie n 22. La vessie, vidée immédiatement, contenait un litre d'urine.

117. — O..., commandant, 55 ans. Malade depuis 15 ans. Abcès et fistule, le 7 mars dernier. Cette dernière est fermée quand il arriva, mais il y a une tumeur urineuse très développée et très dure, au périnée. Examen : trois rétrécissements à 1 centimètre 1/2, à 20 et à 21. Urine trouble. Œdème du pénis.

Opération le 29 mai. Courant 10 milliampères Durée 35 secondes. Bougie n° 22. L'amélioration est rapide. Le malade part 8 jours après.

118. — P..., 38 ans, malade du D' Hillairaud, habitant La Rochelle. Examen : quatre rétrécissements, à 10, 11, 12, 13 centimètres de profondeur. Les deux derniers ont 2 millimètres de diamètre.

Opération le 25 mai. Courant 10 milliampères. Durée 20 secondes. Bougie n° 22.

119. — Gustave G..., 34 ans, département de l'Aube. Rétrécissement depuis une douzaine d'années. Examen : deux rétrécissements à 16 et à 17 centimètres. L'explorateur 7 passe seul. Miction difficile et lente. Jet fin. Pas de complication.

Opération le 8 juin, en présence du D' Denis, chirurgien de l'hôpital d'Alger. Courant 12 milliampères. Durée 20 secondes. Deux gouttes de sang. Pas de douleur. Bougie n° 22. Part guéri le lendemain de l'opération.

120. — P. F..., 31 ans, est atteint de trois rétrécissements : le premier siégeant à 4 centimètres du méat, le second à 4 centimètres et demi, le troisième à

17 centimètres ; le dernier rétrécissement est très étroit, et ne laisse passer qu'une bougie filiforme. Il y a complication de goutte militaire. Le linge est taché abondamment.

Opération le 10 mai 1900. Courant 10 milliampères. Durée 20 secondes. Bougie n° 22. Le malade, revu un mois après, est complètement guéri de son rétrécissement, ainsi que de la complication.

121. — H..., 37 ans, déjà électrolysé en 1896. Ne s'est pas sondé depuis. Il existe trois rétrécissements, à 4, 6, et 14 centimètres. Ce dernier n'admet pas une bougie supérieure au n° 5.

Opération le 14 mai. Courant 10 milliampères. Durée 30 secondes. Bougie n° 22. Deux gouttes de sang. Douleur insignifiante. Pas de fièvre consécutive.

122. — Le 18 juin 1900, le médecin-major du 43ᵉ chasseurs m'envoie un officier supérieur (48 ans) souffrant depuis près de 20 ans de symptômes de rétrécissement, qui se sont surtout accentués depuis quelques mois. Miction fréquente, pénible, jet fin. Il y a deux rétrécissement, à 26 et à 17 centimètres de profondeur. Complication d'écoulement considérable.

Le dernier rétrécissement laisse passer seulement l'explorateur n° 7.

L'opération a lieu le jour même avec un courant de 10 milliampères et une durée de 12 secondes. Bougie n° 23. Ni sang, ni douleur, ni fièvre consécutive.

Le surlendemain, le malade part pour les Alpes.

123. — Le 18 juin 1900, le Dʳ Pillon m'adresse M. M..., 36 ans, atteint de deux rétrécissements compliqués de goutte militaire intense. Le premier rétrécissement siège à 6 centimètres, il a 5 millimètres de diamètre ; le deuxième à 16 centimètres, a 3 millimètres.

Opération le même jour. Courant 10 milliampères. Durée 20 secondes. Bougie n° 23. Pas une goutte de sang. Pas de douleur. Pas de fièvre consécutive.

124. — S..., 43 ans, pharmacien dans le département de l'Hérault, est atteint d'un rétrécissement très étroit, laissant passer seulement une bougie filiforme, et situé à 5 centimètres du méat. La maladie existe depuis une quinzaine d'années, mais elle a fait des progrès depuis une quinzaine de mois. Il n'y a jamais eu de traitement antérieur. La miction est normale et le liquide excrété paraît avoir des caractères physiques anormaux.

Opération le 18 juin. Courant 10 milliampères. Durée 30 secondes. Bougie n° 23.

125. — P..., lieutenant, est atteint de deux rétrécissements : le premier à 17 centimètres, le second à 18. Complication de goutte militaire.

Opération le 18 juin. Courant 10 milliampères. Durée 22 secondes. Deux gouttes de sang. Douleur moyenne. Bougie n° 23.

126. — Georges C..., 26 ans, peintre, rue de Vaugirard, adressé par le Dʳ Cleicz, qui avait été appelé chez le malade pour une rétention d'urine. Trois rétrécissements : le premier, large (6 millimètres) est situé à 4 centimètres du méat, le deuxième (4 millimètres) est situé à 14 centimètres 1/2 du méat, le troisième traversé avec difficulté par l'explorateur n° 8, est situé à 15 centimètres.

Le malade a été opéré le 29 juin en présence du Pʳ Bergonié, de Bordeaux. Intensité du courant : 7 milliampères. Durée de l'opération 25 secondes. Bougie n° 22. Lavage antiseptique rendu avec un jet énorme. Ni sang, ni douleur. Pas de fièvre consécutive.

127. — Capitaine S..., 38 ans, atteint de rétrécissement et goutte militaire. Un seul rétrécissement, admettant l'explorateur n° 8, à 15 centimètres de profondeur.

Opération le 28 juin 1900. Courant 8 milliampères. Durée 35 secondes. Bougie n° 24. Lavage antiseptique. Douleur insignifiante. Pas de sang. Pas de fièvre consécutive.

128. — B..., 60 ans, de Jalapa (Mexique). Rétrécissement dont la cause remonte à une trentaine d'années. Il y a 3 ans, rétention d'urine. Sondé avec une sonde probablement peu propre, il conserve une cystite intense et il urine plusieurs fois par heure. Il existe 3 rétrécissements : au méat (4 millimètres), à 14 centimètres (2 millimètres) et à 19 centimètres. Le plus petit explorateur ne peut pas traverser le dernier rétrécissement.

Opération le 26 juin 1900. Courant 10 milliampères. Durée 30 secondes. Une petite tache de sang. Peu de douleur. Bougie 20. Lavage antiseptique. Pas de fièvre consécutive.

129. — G..., 58 ans, de Boulogne-sur-Mer. En décembre dernier, rétention subite ; cathétérisme, lavages balsamiques, rien n'y fait. Il existe 3 rétrécissements : à 2 centimètres, à 5 et à 12. Ce dernier, le plus étroit, ne peut être franchi avec l'explorateur n° 12. Mictions fréquentes. Se lève 4 ou 5 fois la nuit. Goutte militaire abondante.

Opération le 3 juillet. Courant 10 milliampères. Durée 30 secondes. Bougie n° 22. Lavage antiseptique. Pas de sang. Douleur insignifiante. Pas de fièvre consécutive.

130. — B..., 32 ans, valet de chambre, rue Montaigne. Cause des rétrécissements, il y a 20 ans. 3 rétrécissements à 5 centimètres, à 14 et à 18. Le dernier se laisse traverser par l'explorateur n° 8.

Opération le 3 juillet. Courant 10 milliampères. Durée 30 secondes. Bougie 22. Ni sang, ni douleur, ni fièvre consécutive.

131. — Col..., 35 ans, Paris. 3 rétrécissements et goutte militaire : le premier se trouve à l'entrée, le deuxième à 15 et le troisième à 18. Ce dernier se laisse traverser par l'explorateur n° 10.

Courant 10 milliampères. Durée 30 secondes. Bougie 22. Lavage antiseptique, pas de douleur, pas de sang, pas de fièvre consécutive.

132. — Léon B..., 22 ans. Blennorrhagie à 15 ans 1/2, durée 2 mois ; nouvelle blennorrhagie en 1896. Depuis rétrécissements, goutte militaire, induration de l'ipidydime, suite de l'ipidydimite. Il existe deux rétrécissements, à 18 centimètres (4 millimètres), et 21 centimètres. Ce dernier se laisse traverser par le plus petit des explorateurs.

Opération le 6 juillet 1900. Courant 10 milliampères. Durée 25 secondes. Bougie n° 22. Lavage antiseptique. Pas de sang, pas de douleur, pas de fièvre consécutive.

133. — S..., artilleur à Besançon, goutte militaire, depuis une blennorrhagie ayant existé il y a 3 ans. Jet fin, mictions fréquentes. Il existe six rétrécissements échelonnés le long de l'urètre. Le dernier ne peut être traversé par l'explorateur n° 8

Opération le 7 juillet 1900. Courant 10 milliampères. Durée 30 secondes. Bougie n° 20. Lavage antiseptique. Deux gouttes de sang, douleur insignifiante, pas de fièvre consécutive.

134. — Ch..., 52 ans, habite La Roche-sur-Yon. Rétrécissement depuis 25 ans. Le malade urine avec beaucoup de difficultés, de 2 en 2 heures ; jet fin, écoulement purulent abondant. Il existe deux rétrécissements : le premier à 3 centimètres, le second à 12. Le contact des explorateurs produit un écoulement de sang assez abondant ; le second rétrécissement admet avec peine le plus petit explorateur.

Opération le 16 juillet 1900. Courant 10 milliampères. Durée 25 secondes. Bougie n° 22. Pas de douleur. Quelques gouttes de sang. Lavage antiseptique. Pas de fièvre consécutive.

135. — L..., pharmacien, département de la Nièvre. En 1894, blennorrhagie suivie d'orchite ; depuis écoulement permanent ; urine normale ; mictions normales. Il existe trois rétrécissements : le premier à 5 centimètres, le deuxième à 16 et le troisième à 21. L'urètre de ce malade, sans traction, mesure 26 centimètres. Les trois rétrécissements sont larges et le dernier se laisse traverser par l'explorateur n° 15.

Opération le 16 juillet 1900. Courant 10 milliampères. Durée 20 secondes. Bougie n° 24. Pas de sang, pas de douleur, pas de fièvre consécutive.

136. — H..., 26 ans, Fougères (Ille-et-Vilaine), adressé par le Dr Pelletier. Rétréci depuis 3 ans. A subi des instillations au nitrate d'argent sans résultat. Urine avec jet fin toutes les 2 heures, se lève 2 fois la nuit. Urine trouble, contenant beaucoup de leucocytes. Un seul rétrécissement très profond, traversé par l'explorateur n° 8.

Opération le 16 juillet 1900. Courant 10 milliampères. Durée 22 secondes. Bougie n° 24. Ce malade a eu une syncope après l'opération.

137. — E..., menuisier en voitures, 31 ans, habitant rue de Crimée, à Paris. Deux blennorrhagies, il y a 10 ans et 6 ans. Urine toutes les deux heures. Écoulement purulent. Pris de rétention d'urine le 14 juillet 1900. Il envoie chercher le Dr Sanglines qui parvient à vider sa vessie. Il existe cinq rétrécissements à 1, 4, 10, 15, 15 1/2 centimètres. Le dernier est tellement étroit qu'une bougie filiforme seule le traverse. Il urine souvent goutte à goutte.

Opération le 17 juillet 1900. Courant 10 milliampères. Durée 25 secondes. Bougie n° 22.

138. — T..., 63 ans, rue de la Faisanderie, Paris. Rétréci depuis 30 ans. Il existe dix rétrécissements : à 1, 4, 10, 15, 15 1/2, 16, 17, 18, 19 et 20 centimètres. Écoulement purulent considérable. Le dernier rétrécissement est tellement fin, qu'on est obligé de mettre une bougie à demeure pendant 24 heures. Il y a eu plusieurs attaques de rétention l'année dernière. La vessie fonctionne normalement et l'urine n'est pas altérée.

Opération le 17 juillet 1900, en présence du Dr Louis Thomas, de Paris. Courant 10 milliampères. Durée 25 secondes. Bougie n° 20. Lavage antiseptique, gros jet. Douleur absolument nulle. Quelques gouttes de sang. Pas de fièvre consécutive.

139. — N..., entrepreneur de chemins de fer dans l'Amérique du Sud, 32 ans. Blennorrhagie il y a 10 ans. Jet fin. Quelquefois accidents de rétention. Pas d'autres symptômes. Il existe quatre rétrécissements à 1, 4, 10 et 12 centimètres. Le dernier se laissant traverser par l'explorateur n° 9.

Opération le 17 juillet 1900. Courant 10 milliampères. Durée 12 secondes. Bougie n° 24. Ni sang, ni douleur, ni fièvre consécutive.

140. — L.∴, 24 ans, rue Richer. Rétrécissements depuis 3 ans. Il existe 2 rétrécissements : 1° au méat, qui ne peut pas être traversé par l'explorateur n° 14 ; 2° à 15 centimètres, qui n'admet pas l'explorateur n° 9.

Opération le 18 juillet 1900. Courant 10 milliampères. Durée 25 secondes. Bougie n° 22. Méatotomie.

Conclusions.

Le grand nombre d'observations qui accompagnent ma communication me donne le droit de maintenir les conclusions de mon mémoire à l'Académie de Médecine, en 1888 « sur *un nouveau procédé pour guérir les rétrécissements urétraux rapidement et sans danger* ». En effet, l'opération est rapide et indolore, elle ne réclame ni le séjour au lit ni une sonde à demeure, elle n'est jamais suivi d'accidents.

En présence des résultats merveilleux qu'elle fournit, je la place bien au-dessus de l'urétrotomie interne, opération que je considère comme dangereuse.

Étant donné qu'il existe des opinions contradictoires, et que le désaccord a pris sa source dans le résultat d'expériences faites à l'hôpital Necker et dont le résultat est inacceptable, je demande à M. le Président, au nom de la justice et de la bonne confraternité, d'avoir l'obligeance de nommer une commission qui assistera à mes opérations et qui en fera l'objet d'un compte rendu.

PARIS. — IMP. MAURIN, 71, RUE DE RENNES.

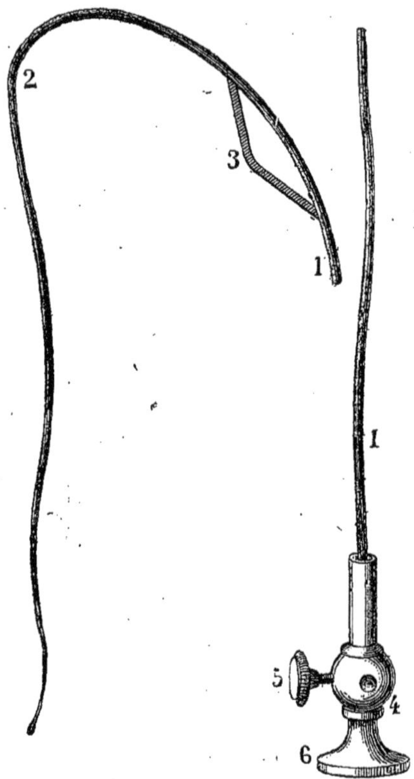

Fig. 2. — Électrolyseur Fort (ancien modèle).
Le nouveau modèle possède deux fils métalliques au lieu d'un.

1, 1. Tige métallique souple, complètement isolée, à laquelle on peut donner une courbure voulue. — 2. Extrémité conductrice de l'électrolyseur. — 3. Lame de platine par où se dégage le fluide électrique. — 4. Ouverture destinée à recevoir l'électrode négative. — 5. Vis destinée à la fixer. — 6. Bouton sur lequel on appuie légèrement le bout de l'index.

Paris. — Imprimerie G. Maurin, 71, rue de Rennes. — 8-1900.